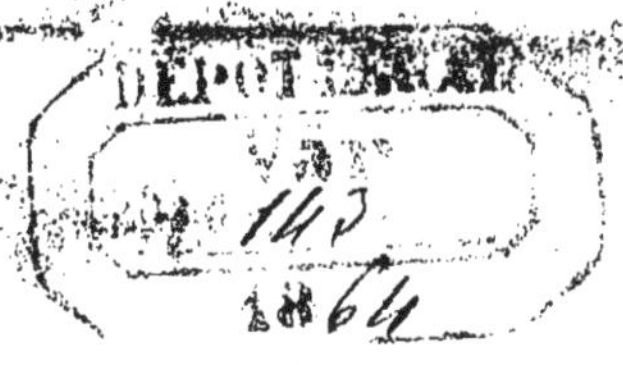

COLE DE MÉDECINE NAVALE.

LE

CIN DE LA MARINE

ANS LES VOYAGES DE DÉCOUVERTES
AUTOUR DU MONDE.

DISCOURS D'OUVERTURE

née scolaire 1864-1865, prononcé à Toulon
le 7 novembre 1864,

PAR

LE Dr OLLIVIER

PROFESSEUR DE LA MARINE, PROFESSEUR DE THÉRAPEUTIQUE ET DE MATIÈRE MÉDICALE,
OFFICIER DE LA LÉGION D'HONNEUR, CHEVALIER DE L'ORDRE DU MEDJIDIÉ

TOULON
IMPRIMERIE D'EUGÈNE AUREL.

1864.

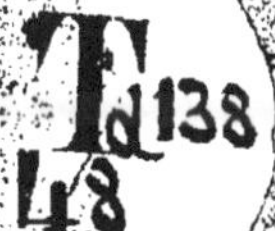

ÉCOLE DE MÉDECINE NAVALE.

LE MÉDECIN DE LA MARINE.

ÉCOLE DE MÉDECINE NAVALE.

LE MÉDECIN DE LA MARINE

DANS LES VOYAGES DE DÉCOUVERTES AUTOUR DU MONDE.

DISCOURS D'OUVERTURE

De l'Année scolaire 1864-1865, prononcé à Toulon
le 7 novembre 1864,

PAR

LE Dr OLLIVIER

MÉDECIN-PROFESSEUR DE LA MARINE, PROFESSEUR DE THÉRAPEUTIQUE ET DE MATIÈRE MÉDICALE,
OFFICIER DE LA LÉGION D'HONNEUR, CHEVALIER DE L'ORDRE DU MEDJIDIÉ

TOULON
IMPRIMERIE D'EUGÈNE AUREL.

1864.

AMIRAL,

MONSIEUR LE DIRECTEUR,

MESSIEURS,

Le 30 juillet 1860, l'honorable directeur de cette Ecole, M. le docteur Jules Roux, achevait, dans les termes suivants, son remarquable discours d'ouverture du cours d'hygiène navale, qui venait d'être rétabli au port de Toulon :

« Dans tous les temps, disait-il, les peuples, les souverains, les réunions savantes ont eu à cœur d'honorer les hommes qui ont bien mérité de l'humanité. Rome ancienne décernait des couronnes de chêne à ceux qui avaient sauvé la vie à un citoyen ; les gouvernements modernes leur donnent des médailles ; la Société royale de Londres a fait graver sur une table d'or le nom de l'immortel Cook, pour les services qu'il a rendus à l'hygiène navale. Peut-être le temps n'est-il pas éloigné, où l'Empereur Napoléon III, digne appréciateur de toutes les gloires, fera inscrire sur une colonne de bronze, élevée dans l'un de nos ports, les noms des navigateurs illustres et des modestes médecins, qui, après de longues et périlleuses navigations, auront ramené dans la mère-patrie tout leur équipage, sans avoir à regretter la perte d'un seul homme. »

Pourquoi, Messieurs, le vœu et l'espoir d'un aussi éclatant hommage de la justice du souverain et de la reconnaissance de la nation?

Parce que ces hommes surent rendre désormais possibles et fructueuses, des expéditions exécutées jusque là au prix des plus douloureuses catastrophes. Vasco de Gama, Magellan, Anson, et vingt autres n'atteignirent le but de leurs efforts, qu'en ensevelissant dans le sillon, que traçaient leurs navires sur des mers inexplorées, la presque totalité de leurs héroïques compagnons. Leurs illustres continuateurs, au contraire, les Bougainville, les Cook, les Duperrey, les d'Urville, eurent le bonheur de ramener dans leur patrie la presque totalité de leurs équipages. Les premiers rentrèrent dans les ports d'armement, avec un ou deux à peine des cinq ou six navires, placés sous leurs ordres au moment du départ. Les autres les ramenèrent tous en Europe, et quelques-uns furent même assez heureux pour ne pas perdre un seul homme.

Pourquoi, au milieu d'une gloire commune à tous, tant de calamités s'acharnèrent contre les uns, et les autres purent-ils, par contre, affronter les mêmes dangers, subir les mêmes fatigues, avec un bonheur qui tient presque du prodige ?

C'est incontestablement, Messieurs, parce que les sciences nautiques avaient progressé et que les malheurs du passé devaient être de salutaires enseignements pour l'avenir. Mais c'est surtout, il faut le reconnaître, parce que nos modernes exploráteurs avaient auprès d'eux de véritables médecins, des hommes appartenant à un corps spécial, lequel ne se recrute qu'à la suite d'épreuves difficiles, des hommes dévoués et instruits, qui, dans le cours de ces expéditions mémorables, ne se bornaient pas à combattre les maladies atteignant leurs équipages, mais s'attachaient de préférence à en prévenir l'éclosion, au moyen des ressources de l'hygiène. Les premiers navigateurs appartinrent, au contraire, à une époque où l'hygiène navale, germant à peine, ne pouvait donner les fruits qu'assurent seules l'instruction et l'habileté de ceux, chargés d'utiliser les préceptes qu'elle enseigne.

Sous le titre : « *Du rôle du médecin dans la navigation,* » M. Jules Roux fit ressortir, dans un brillant langage, les éminents services que les officiers de santé ont rendus à la marine, comme hygiénistes et praticiens. Confondant dans les mêmes sentimens de gratitude, comme les membres d'une seule famille, les hommes parvenus à la tête de leur hiérarchie et qui ont tant honoré notre Corps, avec ceux restés dans une position plus modeste, il s'est attaché à donner à ces derniers la notoriété qu'ils n'avaient pas, en mêlant à l'énumération de leurs travaux le récit d'actes de dévouement et d'habileté pratique, de leur part, inconnus du plus grand nombre. Restant dans les limites de l'enseignement nouveau qu'il inaugurait, M. Jules Roux a donc fait connaître, dans la séance du 30 juillet 1860, les productions variées du médecin de la marine en hygiène nautique et en pathologie exotique, condensant dans les limites d'un discours l'examen et l'appréciation de tous ces importants travaux, que Forget et M. Fonssagrives avaient agrandis, de leur côté, dans leurs savants ouvrages sur l'hygiène et la pathologie navales.

Mais les aspects, sous lesquels se montre le médecin de la flotte sont plus multiples, Messieurs.

L'officier de vaisseau, dont il est l'inséparable compagnon, avec lequel il partage les fatigues et les dangers de la navigation, qu'il suit à terre, lorsque dans les contrées lointaines il remplit le rôle de soldat, l'officier de vaisseau n'est pas seulement le tacticien qui meut une escadre, avec l'aisance que déploie le général dans la manœuvre de ses bataillons. Il est encore l'astronome, qui, par l'observation des astres, ces phares errants que les tempêtes lui dérobent tant de fois, assure la route de son navire sur les vastes solitudes de l'Océan. Il est le pilote hardi, qui brave les écueils des terres et des mers inconnues, pour procurer à sa patrie la gloire d'une découverte nouvelle. Il est l'hydrographe qui aplanit, sous les pas de ses continuateurs, les difficultés de la navigation. Il est encore artilleur. Il est aujourd'hui mécanicien. Manœuvrer un vaisseau en ligne de bataille et combiner les mouvements d'artillerie qui nuiront le plus à l'ennemi ; diriger, dans les navigations lointaines entre ciel et mer, le navire qui lui est confié, le conduire dans des hâvres inconnus, à travers des passes hérissées d'écueils ; le réparer, en améliorer les détails ; de plus, représentant armé de son pays dont les intérêts politiques et commerciaux lui sont confiés, et qu'au besoin il sauvegardera par la force.... Voilà ce que l'officier de vaisseau est et sait faire, grâce à ses études spéciales, suivies des applications pratiques qui ont été le complément de son instruction.

Le médecin, de son côté, n'est pas seulement médecin. Son rôle n'est point limité au traitement des maladies qui atteignent le marin : il consiste tout autant, nous l'avons remarqué, à les prévenir ; et par suite des progrès que le médecin a su réaliser, en hygiène navale, les épidémies, qui jadis étaient la règle à bord des navires, ne sont plus que l'exception de nos jours, et il a prouvé ainsi qu'une bonne hygiène assure une bonne marine.

Mais à bord d'un navire, en dehors des conséquences si souvent funestes des influences climatériques des pays tropicaux et des zônes polaires, en dehors des inconvénients attachés aux altérations des vivres, à leur uniformité, à l'impossibilité de les renouveler... tout semble conspirer contre la vie du marin. Ces agrès, où le bois et le fer, le cuivre et le bois, se marient ensemble pour constituer tant d'engins divers, ces armes formidables qui sont cependant dirigées contre l'ennemi seul, ces machines à vapeur, dont les merveilleux rouages permettent de se jouer des vents et des flots, tous ces instruments de progrès et de destruction à la fois, sont la cause fréquente des plus graves blessures. Il faut donc, Messieurs, que le médecin de la marine soit encore chirurgien industrieux et opérateur habile. La presse médicale, les bulletins cliniques de nos hôpitaux, les leçons des professeurs de nos Ecoles font connaître chaque jour les faits de haute chirurgie, qui se passent à bord des navires et dans nos arsenaux. Les découvertes chirurgicales du médecin de la marine ont rempli souvent, avec honneur, les séances des Académies, des Sociétés savantes, et le moment n'est pas éloigné où l'un de nos distingués directeurs montrera, dans un précieux livre, ce que fut ce même médecin, comme chirurgien et opérateur, dans nos grandes guerres maritimes.

Dans des circonstances douloureuses, qui ne se reproduisent que trop souvent, des voix émues ont dit éloquemment, autour de tombes prématurément ouvertes, comment dans ces rôles divers, le médecin de la marine sait faire le sacrifice de sa vie.

Ce n'est pas tout encore, Messieurs. Indépendamment des épreuves destinées à démontrer ses connaissances techniques, pour chaque grade qu'il veut conquérir, il est obligé de demander à trois Facultés distinctes l'attestation de l'instruction variée qu'exige son mandat.

La Faculté de médecine, en lui conférant le titre de docteur, le consacre l'égal de ses confrères de l'ordre civil et de l'armée, et le relie à la grande famille médicale.

La Faculté des lettres lui a délivré le diplôme, qui est le fruit de ces *humanités*, pendant lesquelles il a appris, dans les livres que nous a légués l'antiquité et dans les chefs-d'œuvre des classiques modernes, le privilége de bien penser et l'art de bien dire.

La Faculté des sciences a reconnu son aptitude aux sciences physiques et naturelles, l'une des bases de ses études en médecine, et dont quelques-unes sont la mine féconde, où il puisera les moyens de prévenir les maladies et les moyens de les combattre. La possession approfondie de cette partie des connaissances humaines constitue le savant, le naturaliste. Etranger à ce titre, lorsqu'il n'emprunte à la physique, la chimie, la zoologie, la botanique, la minéralogie et la géologie, que les documents dont il a besoin, au point de vue de la thérapeutique, de l'hygiène et de la physiologie, le médecin a le droit incontestable de le revendiquer, quand il étend leur étude à toutes les données qui en découlent.

Eh bien ! Messieurs, dans la solennité d'aujourd'hui, où j'ai l'insigne et périlleux honneur de porter la parole, au nom de cette Ecole, je me propose d'envisager le médecin de la marine, sous l'aspect par lequel il est le moins connu. Je vais essayer de démontrer que par des travaux multipliés, et dont les Académies ont su apprécier la valeur, il a contribué pour une large part aux progrès des sciences naturelles, et qu'il a honoré son rôle de naturaliste, comme il honore ses fonctions de médecin, d'hygiéniste, de chirurgien. Vous verrez, Messieurs, qu'avec des moyens restreints, sous les latitudes les plus inclémentes, bravant tous les dangers, surmontant toutes les difficultés, modeste pionnier des sciences naturelles, il a recueilli, conservé, classé des matériaux innombrables, lesquels ont permis de combler d'immenses lacunes, et que les observations, les mémoires et les traités spéciaux, dont il les a accompagnés, ont éclairé des problêmes, qui, sans ses efforts, fussent restés, peut-être, sans solution.

Je présenterai d'abord une esquisse rapide des divers voyages de circumnavigation exécutés jusqu'à nos jours. J'établirai, à propos de chacun de ceux entrepris dans un but scientifique, une sorte de bilan des récoltes et des découvertes du médecin de la marine en histoire naturelle. Chemin faisant, je serai amené à rappeler, en quelques mots, les travaux et les découvertes des chefs de ces expéditions et de leurs collaborateurs, rendant ainsi hommage à des officiers qui ont honoré notre marine. Ensuite, dans un résumé final, j'essayerai de caractériser les productions des médecins et pharmaciens naturalistes, et d'en tirer quelques conseils susceptibles d'être utiles aux élèves qui m'écoutent, dans le cours de la carrière qu'ils veulent embrasser.

L'éloge coulera à profusion dans ce discours. Dans une séance d'ouverture d'année scolaire, comme celle-ci, où nous avons l'honneur de parler exceptionnellement devant le Chef de notre port, devant des personnes étrangères à la marine, qui s'intéressent aux travaux de l'esprit, j'ai besoin de dire que ce n'est point la pensée d'une vaine ostentation qui dictera mes louanges. C'est un sentiment plus élevé qui me guide, Messieurs : en louant, dans les limites de la justice, je suis animé du désir d'inspirer à nos chers élèves, auxquels s'adressent surtout, même aujourd'hui, les paroles de leur professeur, la noble ambition d'imiter plus tard les hommes studieux et dévoués, qui ont répandu sur notre Corps un éclat qui nous honore tous.

La découverte de l'Amérique avait démontré que deux grands océans séparaient le nouveau de l'ancien monde, mais on ignorait si d'autres terres s'élevaient à la superficie du plus occidental, et quelles étaient leur configuration et leur disposition.

De 1519 à 1768, c'est-à-dire dans l'espace de deux siècles et demi, treize voyages autour du globe sont successivement accomplis, dans le but de résoudre ces questions, et aucun n'appartient à la France. Six seulement, sur treize, avaient été dirigés réellement par l'esprit de découverte, à savoir ceux de Magellan, de Drack, de Lemaire et Shouten, de Rogewin, d'Anson, de Wallas. Le but des autres navigateurs avait été de s'enrichir par des courses sur les Espagnols, en suivant les routes déjà connues, où ils étaient sûrs de ne rencontrer aucune terre et d'éviter ainsi les écueils qui eussent gêné leurs entreprises.

Les acquisitions géographiques, dues à ces voyages, furent nombreuses. Magellan et Lemaire découvrirent les détroits qui portent leurs noms ; celui-ci doubla le premier le cap de Horn ; une foule d'îles de l'Océanie furent successivement découvertes par eux et leurs émules, et les routes qu'ils tracèrent sur la carte, devinrent des voies fécondes d'exploration.

Mais la plupart de ces expéditions furent malheureuses, et si les noms de Magellan, de Drack, d'Anson et de tant d'autres rappellent de glorieux souvenirs, ils sont aussi inséparables des plus grandes calamités maritimes que l'histoire ait connues.

Certes, ce n'est point l'audace qui manqua à ces hommes hardis et dignes d'une meilleure destinée ; ce n'est point non plus l'habileté qui leur fit défaut. La cause de leurs malheurs ne fut pas en eux-mêmes, mais bien dans leur époque. Traversant des mers orageuses, sur des navires, dont les dispositions intérieures étaient par la force des choses au rebours des prescriptions de l'hygiène, encombrés de vivres et de munitions, car ils n'en eussent trouvé nulle part, vivant d'approvisionnements avariés, buvant de l'eau corrompue, ils portaient avec eux les germes du scorbut et du typhus, et ces deux fléaux des antiques navigations moissonnèrent leurs équipages, sans qu'ils eussent, pour les prévenir et pour les combattre, des médecins tous dignes de ce nom.

Ils découvrirent de nombreuses terres, et les sciences nautiques tirèrent profit de leurs travaux. Mais les sciences naturelles ne recueillirent aucun fruit des expéditions qu'ils dirigèrent.

Honneur cependant, Messieurs, à ces hommes si glorieux dans leurs malheurs, à ces initiateurs aux entreprises fécondes tentées depuis eux, car ils ont ouvert la voie du progrès à leurs continuateurs, et plusieurs d'entre eux en faisant avec abnégation le sacrifice de leur vie !

Pendant que s'opéraient ces grands voyages, déjà même dès l'année 1503 et jusqu'en 1691, un grand nombre de navigateurs, parmi lesquels se distinguent plusieurs français, avaient acquis à la géographie, sans exécuter le tour du monde, des découvertes importantes et variées, mais dépourvues de ce caractère d'ensemble qui marque celles qui se faisaient en même temps et surtout celles accomplies plus tard.

Depuis 1766, avec Bougainville, et jusqu'à l'année 1852, ont été entrepris plusieurs voyages de circumnavigation. Les uns, faits essentiellement dans l'intérêt de la science, et les seuls sur lesquels se portera notre attention , sont ceux de Bougainville, de Lapérouse, de d'Entrecasteaux, de Baudin, de Freycinet, de Duperrey, de d'Urville, de Vaillant, de d'Urville et Jacquinot. Les autres, entrepris surtout dans un but diplomatique, ne furent pas cependant stériles, la plupart, pour la science. Tel fut celui de la *Thétis* et de l'*Espérance* dirigé par Bougainville, fils de l'illustre navigateur, et pendant lequel le docteur Bussueil s'occupa de zoologie. Tel fut aussi celui de la *Favorite*, avec Laplace, qui valut à l'histoire naturelle, grâce aux soins du docteur Eydoux, 60 espèces animales, que l'on ne connaissait pas. Viennent enfin les voyages de circumnavigation ayant pour objet nos intérêts politiques et commerciaux : de la *Vénus* avec Dupetit Thouars, de l'*Héroïne* avec Cécille, de l'*Arthémise* avec Laplace, de la *Danaïde* avec Rosamel, de la *Poursuivante* avec Legoarant de Tromelin, de la *Capricieuse* avec Roquemaurel, de l'*Algérie* avec Fourichon, de la *Bayonnaise* avec Jurien de Lagravière.

Pour circonscrire encore plus mon sujet, je néglige à regret des campagnes plus limitées,c'est vrai, mais qui furent très profitables à la science. De ce nombre est l'expédition dans l'Indo-Chine de la corvette la *Chevrette*, avec notre honorable inspecteur-général, M. Reynaud, alors chirurgien de 2e classe, qui fit des découvertes importantes en conchyologie et qui recueillit, au rapport de Cuvier, avec l'assistance du lieutenant de vaisseau de Blosseville, 1,500 espèces d'animaux. A cette catégorie de voyages appartient aussi celui de l'*Aube*, à la Nouvelle-Zélande, avec le regrettable médecin-professeur Raoul, qui publia une flore estimée de cette contrée. Viennent ensuite les nombreuses expéditions, en Islande, dirigées par l'infatigable Gaymard, et dont faisaient partie plusieurs savants étrangers à la marine, expéditions qui enrichirent la science à profusion.

Dans les voyages scientifiques de circumnavigation, il y a une importante distinction à établir. Pendant les uns, appartenant à une période qui s'étend de Bougainville à Freycinet, l'histoire naturelle est confiée à des naturalistes de profession. Pendant tous les autres, les intérêts de cette science sont mis aux mains des officiers de santé de la marine, médecins et pharmaciens. Ces derniers voyages seront seuls présentés avec quelques détails.

En 1766, Bougainville, ouvrant la voie des navigations lointaines aux Français, part de Nantes, avec la frégate la *Boudeuse*, qu'il monte lui-même et la flûte l'*Etoile* placée sous le commandement de Chesnard de la Girondais. Après avoir rendu aux Espagnols, qui le revendiquaient, notre établissement naissant des Malouines, il pénètre dans l'océan Pacifique, acquiert à la géographie les îles des Quatre-Facardins, des Lanciers, de la Harpe, onze îles de l'archipel dangereux, visite Taïti, la nouvelle Cythère, dont il poétise le souvenir ; il découvre l'archipel des Navigateurs, l'île de l'Enfant-Perdu, retrouve les terres du St-Esprit déjà entrevues par Quiros et les désigne sous le nom de Cyclades ; il découvre encore plusieurs des îles Salomon, et termine ses nombreuses découvertes par celle des îles de l'Anachorète et de l'Echiquier.

Ce voyage, déjà fort important par lui-même, l'eût été bien davantage, s'il avait été possible de fixer d'une manière exacte la position de toutes ces terres, et si l'on eût apporté plus de soin dans les détails géographiques. Commerson s'occupa de l'histoire naturelle. Les médecins Laporte et Vivès ne jouèrent, sous ce rapport, qu'un rôle secondaire, mais ils contribuèrent à l'heureuse issue de la campagne, la première glorieuse sans catastrophe, par le bien-être que garantirent aux équipages leur dévouement et leur instruction.

A Cook était réservé l'honneur d'imprimer une impulsion plus précise à la géographie de l'Océanie, et la justice veut que je m'arrête un instant sur ses voyages, car la science est de toutes les patries.

Non content de reconnaître des terres nouvelles à l'exemple de ses devanciers, il détermine leur position avec la plus scrupuleuse exactitude, il trace leurs gisements et dessine les contours de leurs rivages avec toute la netteté, que l'on pouvait exiger des méthodes connues de son temps. Aussi ses découvertes ont-elles su conserver un cachet particulier de précision, et ce n'est que plûs tard, quand les opérations hydrographiques eurent acquis le degré de perfectionnement qui les distingue aujourd'hui, qu'il a été possible de constater tout ce que les reconnaissances de Cook laissaient encore à désirer.

Pendant les trois voyages, qu'il exécute successivement, il découvre l'île de la Chaîne, voisine de Taïti, explore d'une manière complète la Nouvelle-Zélande, la côte occidentale de la Nouvelle-Hollande, le détroit de Torrès, plusieurs des îles Salomon, des îles du St-Esprit, découvre l'île Douteuse, les îles Harvey, Palmerston, Sauvage, des Pins, Norfolk, la Nouvelle-Calédonie. Il visite les archipels des Amis, des Marquises, rencontre les îles Mangea, Watiou, Okatoataïa, Toubouaï, Christmas, reconnaît les approches du détroit de Berhing et meurt aux îles Sandwich, qu'il avait découvertes quelque temps auparavant, assassiné par les naturels, après avoir prouvé, par tant et de si importants travaux, ce que peuvent un courage à toute épreuve et une persévérance inébranlable, au service d'une vaste instruction.

Les voyages de Cook n'eurent pas le seul mérite d'enrichir la navigation des plus précieuses conquêtes ; ils furent encore signalés par les plus abondantes moissons en histoire naturelle, et les observations des Banks, des Solander, des Anderson, et surtout des deux Forster, enrichirent considérablement la géographie physique du globe.

Ce fut dans le même esprit que celles de Cook et dans un sens encore plus libéral, que le gouvernement français conçut et prépara, en 1785, l'expédition de Lapérouse. Vous savez, Messieurs, quelle fut la fin malheureuse des frégates la *Boussole*, montée par cet illustre marin, et l'*Astrolabe* que commandait le capitaine de Langle : elles périrent sur les rochers de Vanikoro, au moment où leur mission allait finir.

Si la fortune eût permis à Lapérouse de revoir sa patrie, on aurait eu la certitude que ses travaux rivalisaient avec ceux de Cook et avaient, sur ces derniers, l'avantage d'une précision due au perfectionnement des instruments et des méthodes. Les échantillons d'histoire naturelle, déjà reçus en France, donnèrent la mesure de ce que seraient les collections destinées au jardin du roi, qu'amassaient les savants distingués attachés à l'expédition. Lapérouse, dans un premier rapport arrivé par le Kamtschaka à travers la Russie, par les soins de M. de Lesseps, se plaisait à signaler la collaboration dévouée de ses médecins Rollin, Lavaud et de la Martinière. Malheureusement la Providence n'a point permis que tant d'utiles travaux fussent conservés !

Ce que l'on sait de plus précis sur Lapérouse, c'est qu'il découvrit, dans l'Océan Pacifique, l'île Necker, en 1786, plusieurs îles de l'archipel des Navigateurs, en 1787, qu'il rectifia la position et compléta l'hydrographie d'une foule d'autres, qu'il fit sur la côte N.-O. d'Amérique les plus remarquables explorations, et qu'il en fit de plus remarquables encore sur les côtes du Japon et dans la Manche de Tartarie.

Ses dernières dépêches, datées du 10 mars 1788, et expédiées de Botany-Bay, annonçaient qu'il allait consacrer une partie de l'année à de nouvelles recherches, et qu'il arriverait à l'île de France au commencement de décembre. Il fallait alors quatre mois pour recevoir des lettres de cette colonie, et déjà deux années s'étaient écoulées, sans que l'on eut obtenu le moindre renseignement sur l'*Astrolabe* et la *Boussole*.

Les inquiétudes de la France et de l'Europe entière n'étaient donc que trop fondées, lorsque par un magnifique mouvement, qui sera son éternel honneur, l'Assemblée Nationale rend, le 9 février 1791, un décret par lequel le roi est prié d'ordonner une expédition pour la recherche de Lapérouse. La nation accueille cette décision avec le plus vif enthousiasme, autant à cause de l'intérêt qui se portait sur cet illustre explorateur, que pour celui que l'on attachait déjà aux progrès de la navigation et des sciences physiques et naturelles.

Muni des instructions rédigées par le ministre de la marine lui-même, M. de Fleurieu, d'Entrecasteaux part de Brest le 29 septembre 1791, avec la frégate la *Recherche*, à bord de laquelle il arbore son pavillon de commandement, et la frégate l'*Espérance*, montée par le capitaine Huon de Kermadec.

Après plusieurs relâches sans intérêt particulier, d'Entrecasteaux suit la route du cap de Bonne-

Espérance, traverse la mer des Moluques, visite la terre de Van-Diémen ou Tasmanie, la Nouvelle-Calédonie, reconnaît plusieurs îles, relève celles de la Trésorerie, de Bougainville, de Boucka, communique avec les naturels de cette dernière, qui ne donnent aucun renseignement sur Lapérouse. S'engageant dans le canal Saint-Georges, il atteint les îles de l'Amirauté, où l'on supposait qu'avait eu lieu le fatal naufrage : il n'y en découvre aucun vestige. Il revient aux Moluques, se ravitaille à Amboine, en repart le 13 octobre 1792, vient reconnaître les côtes de la Nouvelle-Hollande, y fait, à travers mille difficultés, les plus fructueuses reconnaissances, relâche une deuxième fois à la terre de Van-Diémen, se porte de là sur les îles des Amis, dont la principale, Tonga-Tabou, avait dû être le premier point de relâche de Lapérouse depuis son départ de Botany-Bay : on n'y savait rien de ce grand homme. D'Entrecasteaux revient à la Nouvelle-Calédonie et mouille à Balade, où il a la douleur de perdre son principal collaborateur, Huon de Kermadec. Il se porte ensuite sur les archipels de Santa-Cruz, Salomon, des Louisiades, qu'il fouille dans tous les sens, et il avait doublé encore une fois les îles de l'Amirauté pour revenir aux Moluques, lorsqu'il succombe lui-même, épuisé de fatigue et brisé par la maladie. M. d'Auribeau prend alors le commandement des frégates, les conduit à Waigiou, puis à Bourou, et enfin à Sourabaya, port de l'île Java, où les nouvelles reçues de France le forcent à les désarmer. Il mourut lui-même quelque temps après, à Samarang, et M. de Rossel, l'officier le plus ancien, rapportait en Europe les papiers relatifs aux travaux de l'expédition, quand il fut pris lui-même, avec eux, par une frégate anglaise, sur le navire qui le ramenait. L'amirauté ne les lui renvoya qu'après sa rentrée en France, et après y avoir puisé tous les documents qui pouvaient intéresser la marine britannique.

Les médecins embarqués sur la *Recherche* et l'*Espérance* étaient les docteurs Renard et Joanet. Ils eurent à lutter contre les endémies et les épidémies qui ne cessèrent d'assaillir les équipages, et leurs observations, comme les matériaux scientifiques importants qu'on avait amassés, furent à peu près entièrement perdus.

Le cœur se serre, quand on songe que tant d'efforts devaient être vains, et que tous les travaux nautiques, exécutés au milieu de périls incessants et au sein des plus cruelles maladies, ne donnèrent point les résultats féconds qu'ils avaient promis ; et l'on applaudit avec joie, d'autre part, aux progrès moraux des peuples accomplis depuis l'époque du voyage de d'Entrecasteaux. Car tandis que la guerre ne respectait pas même, alors, les officiers et les équipages qui s'immolaient (c'est le mot) pour la science, puisque d'Auribeau préféra désarmer ses frégates que les exposer aux croisières anglaises, nous avons assisté, par contre, en 1859, à ce magnifique spectacle d'une frégate autrichienne, la *Novara*, accomplissant paisiblement, pendant la guerre d'Italie, un voyage scientifique autour du monde, sous la garantie d'une libérale neutralité. La frégate italienne *Magenta* remplira bientôt une semblable mission, et les savants qu'elle porte auront la même assurance de mener à bonne fin, quoi qu'il arrive en Europe, les travaux qu'ils se sont partagés. On est heureux d'appartenir à une époque qui place au-dessus des rivalités politiques les droits sacrés de la science !

De 1792 à 1795, pendant qu'avait lieu l'expédition de d'Entrecasteaux, Vancouver faisait suite aux recherches de Cock, à bord de la *Découverte* et du *Chatam*.

La France était entrée hardiment dans la voie des navigations lointaines, depuis Bougainville. Aussi, malgré les événements extraordinaires qui se passaient en Europe, et qui eussent suffi pour absorber toute l'activité d'un peuple, ne renonçait-elle pas à les poursuivre. En 1800, à l'aurore de ce dix-neuvième siècle que devaient signaler tant de découvertes fécondes, les corvettes le *Géographe* et le *Naturaliste*, accompagnées de la goëlette *Casuarina*, partent sous le commandement de Baudin, dans le but spécial de faire la reconnaissance de la côte S.-O. de la Nouvelle-Hollande, presque entièrement inconnue à cette époque. Cette expédition, connue sous le nom de Voyage aux terres australes, dura jusqu'en 1804. Une commission composée de MM. de Fleurieu, Lacépède, Bougainville, Cuvier, Jussieu, Lefèvre, Camus et Langlès, en avait donné le plan, tant au point de vue de la navigation que sous celui des recherches scientifiques, lesquelles furent confiées à des naturalistes habiles désignés par l'Institut.

Baudin fouilla tous les parages qu'il devait visiter, en compléta l'hydrographie, et promena le pavillon de la France sur quelques-uns des points déjà parcourus par Lapérouse et d'Entrecasteaux. Ce fut au milieu de toutes les contrariétés, des maladies de toute espèce qui moissonnèrent une partie des équipages; ce fut au sein des plus cruelles privations que fut recueillie cette immense quantité d'échantillons des trois règnes de la nature, qui vinrent embellir le Museum de Paris. Les médecins de Baudin, parmi lesquels se distinguait Jérôme Bellefin, ne jouèrent à ce point de vue qu'un rôle secondaire; mais ils surent se multiplier au milieu des épidémies qui sévirent sur les équipages.

Au rapport de Cuvier, les immenses collections de Lesueur et Péron, naturalistes de cette expédition, ne donnèrent pas à la science des fruits proportionnés aux richesses matérielles qu'avaient accumulées ces deux hommes remarquables, à cause du défaut de liens fixes et d'engagement précis, qui eussent pu les y attacher. Péron, par exemple, désireux d'assurer à lui seul la gloire de ses découvertes, garda tous les manuscrits et toutes les figures qui les accompagnaient, et à sa mort ces précieux documents avaient disparu.

Aussi, lorsqu'en 1817 la corvette l'*Uranie* était désignée pour aller continuer, sous le commandement de Freycinet, les explorations autour du globe, une décision ministérielle avait établi que désormais les médecins de la marine seraient chargés des recherches en histoire naturelle. Ici commence une ère nouvelle, qui eût pu fixer seule notre attention, si je n'avais cru utile et juste à la fois de faire la part de chacun, en disant quelques mots de tout ce qui avait été fait antérieurement. En outre, je ne devais pas signaler les travaux de mes confrères sans toucher, pour les honorer, à ceux des chefs d'expédition et des officiers distingués dont ils furent les dévoués compagnons.

Le principal but du voyage de Freycinet était la recherche de la figure du globe et celle des éléments du magnétisme terrestre. Bien que la géographie ne dût être qu'un objet secondaire, on était certain que les officiers de l'*Uranie* ajouteraient des résultats précieux aux tables de longitude et de latitude, et que, malgré l'absence de naturalistes de profession, les médecins Quoy et Gaymard et le pharmacien Gaudichaud amasseraient des collections dignes de celles qu'avaient données les précédentes expéditions. On était sûr aussi que l'ethnologie fixerait l'attention de tout le monde.

L'*Uranie* quitte Toulon le 17 septembre 1817, fait plusieurs relâches avant d'avoir doublé le cap de Bonne-Espérance, par lequel elle se porte sur la baie des Chiens-Marins de la Nouvelle-Hollande, déjà visitée par Freycinet, à bord de la *Casuarina*, qu'il commandait pendant l'expédition de Baudin. Elle y arrive le 12 septembre 1818, un an après son départ d'Europe, à cause des diverses relâches faites à Gibraltar, Ténériffe, Rio-Janeiro, et surtout à l'Ile-de-France, où elle était restée plus de deux mois. Elle se rend ensuite à Coupang, dans l'île Timor, visite Diely, l'île Rawak, voisine de la Nouvelle-Guinée, se porte après sur les Mariannes, où les opérations qu'elle y exécute et l'intérêt de ses malades la retiennent pendant trois mois. Elle en repart le 5 avril 1819, pour se rendre aux Sandwich, et, décrivant ensuite sur l'Océan-Pacifique une diagonale courant du N.-E. au S.-O., elle traverse les innombrables archipels de la Polynésie pour gagner Sydney, où elle devait subir d'importantes réparations. Freycinet quitte la Nouvelle-Hollande en décembre, pour se porter sur la Terre-de-Feu, essuie aux attérages une série de tempêtes, se décide alors à doubler le cap Horn, et il aborde aux Malouines, où l'*Uranie* touche sur un banc sous-marin et fait naufrage. Après des efforts inouis, mais sans résultats, pour réparer et sauver la corvette, il fait passer son équipage sur un navire américain, qu'il acquiert de son capitaine, et auquel il donne le nom de *Physicienne*, et se dirige sur le Hâvre, où il arrive le 13 septembre 1820.

La durée du voyage avait été de trois ans deux mois. La longueur totale de la route parcourue par l'expédition était de 23,600 lieues. Observations du pendule et magnétisme terrestre, géographie et hydrographie, météorologie, histoire naturelle et ethnologie, tels sont les sujets divers embrassés par les officiers pendant ce mémorable voyage, l'un des plus fructueux que l'on connaisse, et malgré le fatal naufrage qui l'interrompit si tristement.

Le Museum de Paris ne fut pas seulement enrichi par Quoy et Gaymard d'un nombre considérable d'objets très rares qui manquaient à ses collections, mais ces médecins-naturalistes rapportèrent en très grande quantité des espèces entièrement nouvelles pour la science. Ils préparèrent eux-mêmes, dit Cuvier, avec un zèle infatigable les animaux qu'ils avaient recueillis, et conjointement avec Gaudichaud, pharmacien-naturaliste, ils offrirent au Museum, avec un noble désintéressement, beaucoup d'objets curieux dont ils avaient fait l'acquisition.

Malgré la perte de dix-huit caisses, au moment du naufrage, d'après le catalogue scientifique que dressa M. Valenciennes, les collections contenaient 25 espèces de mammifères, 313 d'oiseaux, 45 de reptiles, 164 de poissons, et un nombre extraordinaire de mollusques, de crustacés, de zoophytes. Il y avait 30 squelettes, parmi lesquels celui d'un homme de la race des Papous, un tamandua, une tête de tapir adulte, etc. Sans entrer dans l'énumération trop longue de toutes les espèces zoologiques nouvelles et rares rapportées par l'expédition de Freycinet, je dirai que les collections renfermaient 4 espèces nouvelles de grands mammifères, 45 d'oiseaux, parmi lesquels 3 genres nouveaux, plus de 30 reptiles et 120 poissons. Ceux-ci, conservés dans l'alcool, avaient d'autant plus de prix, que presque tous ceux d'entre eux qui pouvaient être connus ne l'étaient que d'après des peaux mal conservées, ou d'après les dessins incorrects de Commerson. Parmi les mollusques se trouvaient un grand nombre des animaux habitant des coquilles, et que l'on n'avait pas encore eu l'occasion d'examiner, tels que ceux des grands cônes, des porcelaines, des volutes, des astrées, des tubifores, etc. On peut regarder cette partie des collections, disait Cuvier, comme l'une des plus belles acquisitions que l'histoire des animaux ait faite dans ces derniers temps. Outre les objets rapportés, il y avait un nombre considérable de dessins d'oiseaux, de poissons, de coquilles, d'insectes, dus au crayon de J. Arago, et coloriés par Gaudichaud et M. Taunay. Grâce au zèle et à l'intelligence louables des médecins-naturalistes embarqués sur l'*Uranie*, le Cabinet du roi aura acquis, observait encore Cuvier, des objets aussi intéressants que nombreux ; et si l'on excepte l'expédition de Baudin, aucune expédition nautique n'a été aussi profitable à la zoologie.

La collection des crustacés et des arachnides, parmi lesquels il y avait 300 espèces, dont beaucoup de nouvelles, faisait aussi le plus grand honneur à Quoy et Gaymard.

Les plantes recueillies pendant ce voyage comprenaient 3,000 espèces, dont 4 à 500 ne figuraient point dans les herbiers du Museum, et dont plus de 200 étaient inconnues. Malheureusement, un grand nombre de celles des Moluques, des Mariannes et de Timor avaient été détériorées par l'eau de mer au moment du naufrage de l'*Uranie;* mais celles récoltées aux environs de Sydney, sur les montagnes Bleues, et aux îles Sandwich, étaient parfaitement conservées et offraient beaucoup d'espèces nouvelles. Parmi celles qui avaient été submergées se trouvaient encore des plantes marines, de très-belles fougères et autres espèces conservées par les soins de Gaudichaud, qui, par son zèle, son travail et sa grande activité, rapporta cette riche collection de végétaux. Ce qui lui donne des droits nouveaux à la reconnaissance des naturalistes, c'est encore, disait Desfontaines de l'Institut, la remise aux professeurs du Jardin du roi d'une grande quantité de fruits, de graines, de gommes et autres produits du règne végétal.

Bien qu'un voyage autour du monde, pendant lequel on ne voit que des îles et des côtes de peu d'étendue, ne puisse offrir des suites générales propres à faire connaître la nature du terrain, les rapports d'ancienneté et de superposition des couches, Quoy et Gaymard recueillirent un grand nombre d'échantillons de roches bien conservés et choisis avec intelligence, et qui, détachés de roches appartenant aux couches qui paraissent dominer par leurs masses, caractérisaient les diverses contrées qu'avait parcourues l'expédition. Les roches des montagnes Bleues de la Nouvelle-Hollande, près Sydney, celles des îles Sandwich et des Mariannes, augmentèrent les richesses géologiques des collections du museum, et prouvèrent de nouveau, d'une manière frappante, ces analogies de gisement et de composition que l'on observe dans les deux hémisphères, sur les points les plus éloignés du globe.

. . . .

Pendant qu'avait lieu l'expédition de l'*Uranie*, plusieurs campagnes d'exploration anglaises se succédaient rapidement : celle de Ross, avec l'*Isabelle*; les deux de Parry, avec l'*Alexandre* et l'*Hécla*. A peu près aux mêmes époques, le capitaine russe Kotsebue, suivant la marche ouverte par Krusenstern, en 1804, à la marine moscovite, acquérait à son pays quelques découvertes importantes.

Le 11 août 1822, la corvette la *Coquille* part de

Toulon sous le commandement de Duperrey, qui venait de prendre part à l'expédition de Freycinet. Le but de cette nouvelle campagne de circumnavigation était la continuation des travaux précédemment commencés, et en particulier de faire de nouvelles observations sur la configuration du globe et le magnétisme terrestre. D'Urville, qui, conjointement avec Duperrey, avait présenté au marquis de Clermont-Tonnerre, ministre de la marine, le plan de ce voyage, fut embarqué sur la *Coquille*, en qualité d'officier en second.

Après avoir doublé le cap Horn, la corvette longe les côtes occidentales de l'Amérique méridionale jusqu'à Payta, vient ensuite à Tahiti en côtoyant l'archipel dangereux, visite Borabora, relève plusieurs îles du groupe des Amis, l'archipel de Santa-Cruz, l'île Bougainville et vient mouiller dans la baie de Praslin de la Nouvelle-Irlande. Elle se porte ensuite sur Waigiou, va aux Moluques, se dirige de là sur Sydney en doublant la Tasmanie, sans avoir pu ranger la côte occidentale de la Nouvelle-Hollande, par suite des tempêtes discontinues qui l'y assaillirent. De Sydney elle se porte sur la Nouvelle-Zélande, après avoir reconnu l'extrémité Est de la Nouvelle-Guinée, les Carolines, et Duperrey rectifie, pendant ces courses multipliées, des positions fausses ou douteuses. La *Coquille* revient ensuite aux Moluques, touche à Sourabaya et rentre à Marseille puis à Toulon, le 24 avril 1825, après avoir touché à l'île de France, à Bourbon, à Sainte-Hélène et à l'Ascension. Dans l'espace de 31 mois et 11 jours, la *Coquille* avait tracé sur toutes les mers du globe un sillon de 25,000 lieues, sans avaries, sans malades et sans avoir perdu un seul homme.

Les deux médecins attachés à cette expédition, étaient les docteurs Garnot et Lesson. Ce dernier, passé depuis dans la ligne pharmaceutique, ramena seul la *Coquille*, son confrère Garnot ayant dû être laissé comme malade à Sydney, d'où il rentra en Europe.

Les collections géologiques, faites par Lesson, ne comprenaient que 330 échantillons, mais tous, recueillis avec discernement, étaient d'un beau format et parfaitement caractérisés. 12, pris à l'île Sainte-Catherine du Brésil, faisaient connaître la nature granitique de cette partie du continent Américain. 33, recueillis aux Malouines, prouvaient que ces îles appartiennent aux plus anciens terrains intermédiaires : Lesson y avait trouvé des schistes argileux ou phyllades de Brongniart, des grès quartzeux, et des grauwackes portant de rares empreintes organiques, de la nature de celles que l'on connaissait en Europe. 20 échantillons, ramassés à Talcahuano du Chili, étaient constitués : les uns par des roches talqueuses phylladiformes, les autres par des roches granitiques ordinaires, et plusieurs, formés de véritable lignite stratiforme, ressemblaient au premier aspect à de la houille. 2 échantillons de phtanite grisâtre, recueillis à Lima, attestaient la prolongation des terrains talqueux phylladiformes dans cette partie du Pérou. Plus au Nord, à Payta, on avait ramassé 42 échantillons très-variés de roches talqueuses phylladiformes, d'argiles, de grès et de calcaires grossiers, d'argiles sablonneuses entrecoupées de gypse fibreux, et des grès quartzeux. 25 échantillons, pris à Tahiti et à Borabora, étaient formés de laves basaltiques bien caractérisées, peu anciennes; il y avait aussi, de ces îles, une belle variété de dolérite. Les environs du port Praslin à la Nouvelle-Irlande avaient fourni 7 échantillons de calcaire madréporique récent, semblable à celui qui constitue la base de presque toutes les îles de l'Océanie. A Waigiou, près la terre des Papous, Lesson recueillit 21 variétés de roches serpentineuses. Aux Moluques, l'île Bourou fournit 6 échantillons de talcite phylladiforme, soit carburé, soit quartzifère, et l'île d'Amboine 4 de calcaire madréporique récent. Les échantillons, trouvés autour de Sydney et dans les montagnes bleues, au nombre de 70, offraient des granites, des syénites quartzifères et des pegmatites (constituant le deuxième plan de ces montagnes), des grès ferrugineux et comme farcis d'abondantes paillettes de fer oligiste (couvrant leur premier plan et s'étendant sur une vaste étendue près des côtes), enfin des lignites stratiformes exploités sur le mont York à plus de 300 mètres au-dessus du niveau de la mer. 27 échantillons, provenant de la Tasmanie et ramassés près du cap Barren, indiquaient des terrains de pegmatite et de serpentine, des terrains intermédiaires coquilliers formés de grauwacke schistoïde et de pierre calcaire, des terrains très-récents composés d'argile sablonneuse et ferrugineuse avec géodes de fer hydraté et de bois fossile à divers états, et parmi les galets quartzeux roulant près de ce cap, de belles topazes blanches ou bleuâtres. 8 échantillons, venant de la Nouvelle-Zélande, offraient une belle variété d'obsidienne, du basalte écailleux passant à la pholonite et un tuf couleur rouge-vif, avec lequel les naturels se peignent le corps et enduisent leurs pirogues. Les autres échantillons étaient des produits volcaniques trouvés à l'île de France, à Sainte-Hélène, à l'Ascension, des porphyres trachitiques, basaltiques et une belle variété d'obsidienne verdâtre châtoyante, comme celle du Pérou.

Les récoltes minéralogiques de Lesson concouraient à compléter, vous le voyez, Messieurs, les données existant déjà sur plusieurs parties des contrées parcourues par l'expédition, et elles fournissaient des documents nouveaux et importants sur plusieurs points non encore reconnus.

Les collections botaniques avaient été faites par d'Urville et Lesson, lequel avait eu soin de dessiner les plantes dont les organes trop délicats ne pouvaient être conservés. Des explorations dans les régions brumeuses des Malouines, dans les plaines brûlantes de Payta, dans les ravins profonds de Tahiti et de Borabora, aux environs de Bathurst au-delà des montagnes bleues, avaient permis de composer un herbier de 3,000 espèces, dont 400 nouvelles, et plusieurs très-rares et ne se trouvant pas au muséum.

Chargés de la partie zoologique, Garnot et Lesson fixèrent d'abord leur attention sur l'histoire de l'espèce humaine et ils recueillirent autant de crânes des diverses races, que le leur permit l'obligation de respecter les tombeaux, si vénérés par elles, des peuplades qu'ils visitaient. Ils s'en procurèrent d'une peu connue de l'intérieur de la Nouvelle-Guinée et qui porte le nom d'Alfourous. L'impossibilité de séjourner longtemps sur de grandes terres ne leur permit de rapporter que 12 espèces de quadrupèdes, parmi lesquelles le lapin noir des Malouines, alors nouveau pour la science, le grand phalanger tacheté, que n'avait pas le Muséum, 2 crânes de dauphin à scapulaire blanc, animal qu'avait décrit Péron sans avoir pu en rapporter. Les oiseaux comptaient 254 espèces, dont plusieurs à 4, 6 et 8 individus, 46 nouvelles toutes intéressantes par leur rareté et par leur beauté, tels qu'un cassican à reflets métalliques, des masses d'oiseaux de paradis, le prion de Lacépède, la vaginale de Latham. Il y avait 63 reptiles, dont 15 ou 20 nouveaux. La récolte des poissons était surtout abondante, car elle comprenait 289 espèces parfaitement conservées dans l'alcool, 80 nouvelles; et ce qui rehaussait le mérite de la collection ichthyologique, c'est que Lesson avait dessiné plus de 70 de ces poissons avec leurs couleurs naturelles. Il y avait plus de 150 espèces de mollusques et de zoophytes, et 60 de crustacés rares. Les insectes recueillis en grande partie par d'Urville, aidé de Lesson, formaient 1,100 espèces.

Ainsi donc, deux expéditions venaient d'avoir lieu, pendant lesquelles les recherches en histoire naturelle avaient été confiées aux médecins et aux pharmaciens de la marine.

« Afin de ne jamais manquer de sujets capables de remplir la mission de naturalistes, le ministère de la marine, disait par l'organe de Cuvier, la commission de l'Institut où figuraient à côté de cet illustre zoologiste Humboldt, Desfontaines, Cordier, Latreille et Arago, a cherché à en former dans le corps même qu'il régit; des cabinets créés dans les ports, des encouragements donnés aux officiers de santé attachés à l'armée navale, les portent à ce genre d'études; ils s'y préparent de longue main; les instructions qu'ils reçoivent du Muséum d'histoire naturelle complètent en eux ce genre particulier d'éducation, et pour peu que la reconnaissance des amis des sciences encourage leurs efforts, on verra avec le temps les médecins de la marine recueillir des faits et des matériaux pour l'histoire naturelle, comme les officiers militaires en recueillent pour l'astronomie et pour la géographie ; et toutes les branches des sciences physiques, cultivées dans ce corps illustre, produiront des fruits également abondants... Ce plan a été d'autant plus heureusement conçu que d'une part il multipliera presque à l'infini ces sortes de récoltes, puisqu'il n'y aura pour ainsi dire point de vaisseau sans naturaliste, et que de l'autre il préviendra les désagréments que des personnes, non comprises dans les cadres de l'armée, n'ont presque jamais manqué d'éprouver sur un bâtiment où la nécessité commande un régime auquel elles sont peu faites... Ces avantages, auxquels nous-mêmes ne nous serions peut-être pas attendus, si l'expérience n'en avait fourni la preuve, nous paraissent bien justifiés par les deux dernières expéditions, celle de M. de Freycinet et celle de M. Duperrey. MM. Quoy et Gaymard sur la première, et MM. Garnot et Lesson sur la seconde, ont répondu à tout ce que les naturalistes les plus exigeants pouvaient attendre de voyageurs actifs et instruits... Leurs recherches ont été de beaucoup plus complètement utiles que celles de leurs devanciers, que des études plus exclusives pouvaient faire supposer mieux préparés à ce genre de travaux... Avec les idées variées et élevées, qu'une éducation littéraire et philosophique, en même temps que médicale, n'a pu manquer de lui donner, un médecin, quel qu'il soit, est toujours un homme éclairé, et s'il n'égale pas un vrai naturaliste dans sa science spéciale, toujours sera-t-il infiniment supérieur à un préparateur... Accoutumé à servir pour l'honneur de servir, il saura faire abnégation de son amour-propre et n'emploiera point, pour se réserver la propriété exclusive de ses observations, tous ces petits subterfuges qui n'aboutissent le plus souvent qu'à faire détruire, dans quelque recoin d'un domicile particulier, les objets les plus précieux rassemblés à grand frais, et souvent même des mémoires pleins d'intérêt, dont, une fois l'auteur mort, ses ignorants héritiers ne reconnaissent pas le mérite... On peut donc dire que de toutes les manières de faire servir les expéditions maritimes aux progrès de l'histoire naturelle, celle employée aujourd'hui est celle qui réunit le plus d'avantages... Nous devons donc déclarer que les hommes estimables, attachés comme zoologistes à l'expédition de M. Duperrey, n'ont été rebutés par aucune fatigue : chasseurs et pêcheurs, non moins que préparateurs, ils ont recueilli autant d'objets que l'on pouvait en attendre du nombre et de la durée des relâches qu'ils ont faites... Tout ce qu'ils ont recueilli a été conservé, malgré les obstacles, qu'opposent à ce genre d'opérations, la chaleur des climats qu'ils ont visités, et le peu de secours qu'on y trouve de la part des indigènes. Ils ont fidèlement et sans réserve, déposé à leur retour leurs collections dans un établissement consacré à la science, prise dans son acception la plus élevée... A ces objets matériels, ils ont joint des notes détaillées sur les lieux et les temps où ils les ont recueillis, sur les noms qu'on leur donne dans les idiômes des divers peuples, sur les usages qu'on en fait. Ils ont consigné dans leurs journaux beaucoup d'observations sur les habitudes des animaux; enfin, avec un talent que Péron lui-même n'avait trouvé que dans les artistes de profession qu'on lui avait adjoints, ils ont fait des figures soignées et coloriées d'après la nature vivante ou immédiatement après la mort. Cette dernière attention est encore d'un avantage immense pour les poissons et pour les mollusques, et pour les zoophytes, dont les premiers perdent promptement leurs couleurs, et dont les autres changent même de forme, au point d'être entièrement méconnaissables, etc. »

Cet illustre témoignage dit mille fois plus, Messieurs, que tout ce que je pourrais dire et n'osais, d'ailleurs, dire moi-même!

De 1826 à 1829, l'*Astrolabe* parcourt, sous le commandement de d'Urville, les mêmes parages que, sous le nom de *Coquille*, elle avait récemment visités avec Duperrey. Au point de vue de l'hydrographie, ce nouveau voyage fut aussi fécond que ceux qui l'avaient précédé. D'Urville revint sur tous les lieux explorés par ses prédécesseurs et par lui-même, signala des points inconnus ou mal reconnus, et il retrouva à Vanikoro les traces du naufrage de Lapérouse, que le hasard avait fait découvrir quelque temps auparavant au capitaine anglais Dillon. Il est bien regrettable que d'Entrecasteaux, Baudin, Freycinet, n'eussent point communiqué avec cette île, devant laquelle ils étaient passés tant de fois. Nul doute, en effet, qu'ils eussent trouvés encore vivants, ceux des hommes de Lapérouse, qui étaient restés sur le lieu du sinistre au milieu de peuplades hostiles. On sut qu'un certain nombre de leurs compagnons étaient partis sur un bateau de fortune, pour aller chercher des secours vers une côte civilisée, et la mer les avait engloutis sans doute car ils ne revinrent plus !

Les médecins-naturalistes embarqués sur l'*Astrolabe* étaient encore Quoy et Gaymard, qui achevaient à peine leur publication du voyage de l'*Uranie*.

« MM. Quoy et Gaymard, déjà si glorieusement connus, disait Cuvier, par leur participation au voyage de Freycinet, n'ont point trompé nos espérances. Malgré les malheurs et les contre-temps que l'expédition a éprouvés, ils ont envoyé et rapporté des collections plus considérables qu'il n'en avait été formé jusqu'à ce jour, ni par leurs prédécesseurs ni par eux-mêmes. »

Ces deux infatigables chercheurs découvrirent, cette fois, une famille toute entière de zoophytes, celle des diphydes, dont on n'avait encore qu'une espèce et en individus mutilés : ce sont ces animaux presque incompréhensibles, se tenant toujours deux à deux, mais où les individus de chaque couple ne sont pas semblables, l'un des deux emboitant l'autre en partie et fournissant une guirlande d'ovaires et de tentacules, que traverse un canal de l'emboité pour prendre dans la mer. Ils découvrirent aussi plusieurs genres, qui conduisent par degrés de ceux-là aux acalèphes hydrostatiques ordinaires, dont la série se termine aux physalies. C'est surtout parmi les mollusques que ces deux naturalistes avaient porté leur attention, et ils y firent des découvertes remarquables. On concoit, ajoutait encore Cuvier, ce qu'a dû coûter de fatigue, ce qu'il a fallu d'attention et d'adresse pour ne rien laisser échapper de tant d'êtres fugitifs, surtout de ceux que l'œil même a peine à saisir au milieu des vagues, dont ils ne se détachent point par leur couleur. Des quantités prodigieuses de dessins, de figures de viscères étaient jointes à ces animaux renfermés dans un nombre considérables de bocaux, au point que l'emplacement faillit manquer au Muséum et que les caves et des magasins particuliers furent appropriés pour les recevoir. Il y avait aussi des pièces anatomiques relatives aux animaux supérieurs, et dans la catégorie de ceux-ci assez d'espèces nouvelles. Ils avaient rapporté deux babiroussas vivants, animaux que l'on n'avait jamais vus en Europe, des phoques et des kanguroos de nouvelle espèce, un squelette de cereopsis, oiseau qui manquait au Muséum. L'anatomie des poissons avait aussi beaucoup occupé Quoy et Gaymard, et leurs planches représentaient les viscères de plusieurs espèces ; ils s'étaient surtout attaché aux cerveaux des grands squales et des grandes raies. Parmi les poissons, se trouvaient des espèces formant 5 ou 6 genres nouveaux. Il y avait des quantités innombrables d'oiseaux, parmi lesquels beaucoup d'inconnus.

On jugera de l'importance de cette collection zoologique, en sachant que les dessins, presque tous faits par Quoy, et bien coloriés, formaient 125 planches in-4°, contenant 3,300 figures et détails anatomiques relatifs à 1,263 espèces d'animaux de toutes les classes, et surtout des dernières qui renferment les types les plus mous, les moins susceptibles d'être conservés. L'immensité des richesses zoologiques de cette expédition a fait, ainsi que le remarquait de Blainville, que plus d'un grand tiers des manuscrits et des dessins de Quoy n'ont pu entrer dans les bornes restreintes de la publication, et que de cette façon la science n'en a profité qu'incomplètement.

La partie botanique était confiée à d'Urville et Lesson jeune, le frère du naturaliste distingué de la *Coquille*. Pressé par le temps, je me borne à dire que les herbiers contenaient un grand nombre de plantes rares ou inconnues de la Nouvelle-Hollande, de la Nouvelle-Zélande et des divers lieux visités par l'*Astrolabe*. Parmi 56 espèces nouvelles ou mal connues, plusieurs formaient des genres nouveaux, tels sont le forestia dans les asparaginées, le macrolepsis et le carteretia dans les orchidées. Plusieurs des plantes, prises par Lesson jeune à la Nouvelle-Hollande, la plupart nouvelles, dérangeaient la symétrie géographique de certains genres ; elles comprenaient une espèce du genre thouinia dont toutes les autres espèces appartenaient à l'ancien continent et plusieurs sapindacées du genre cupania, etc.

Quoy et Gaymard avaient encore formé les collections minéralogiques, lesquelles se composaient de 427 espèces de roches ou variétés principales, recueillies dans 22 contrées différentes, et le nombre des échantillons s'élevait à 900. Il y avait du calcaire compacte de Gibraltar, des grès quartzeux d'Algésiras, les ponces, l'obsidienne et le porphyre trachitique moderne du pic de Ténériffe, les laves basaltiques massives ou scoriformes de Santiago des îles du Cap-Vert, les roches volcaniques de l'Ascension, des produits fossiles et coquilliers de Ste-Hélène, du cap de Bonne-Espérance, de Bourbon, quelques-uns ramassés même à 690 mètres au-dessus du niveau de la mer. Il y avait encore 190 échantillons, appartenant à 18 espèces recueillies à la Nouvelle-Hollande, sur une étendue de côtes de 700 lieues, dans la partie méridionale, tels que granite ordinaire avec filons de pegmatite, petro-silex talcifère, dolérite, houille, anthracite, grès quartzeux mélangés d'hydrate de fer, de l'ocre rouge, des laves basaltiques, etc. On remarquait aussi, un grand nombre d'échantillons de quartz, grès, dolérite, etc., ramassés à la terre de Van-Diémen, 120 échantillons de la Nouvelle-Zélande, appartenant à 32 espèces ou variétés principales de granites, de pegmatites, leptinites, talcites phylladiformes, etc. Les Mariannes avaient fourni des laves feldspathiques, etc. Vanikoro des dolérites, des basaltes et des pépérinos. Il y avait, enfin, 60 échantillons pris aux Moluques, aux Célèbes, à Amboine, et tous d'origine volcanique.

Sept ans s'étaient à peine écoulés, depuis le retour de l'*Astrolabe*, quand la corvette la *Bonite* partait de Toulon, sous le commandement de Vaillant, pour exécuter un voyage de circumnavigation, pendant lequel elle devait déposer des consuls sur plusieurs points du globe. Il y avait, à bord, une commission scientifique dirigée par Gaudichaud et formée des officiers de la corvette et de ses deux médecins Eydoux et Souleyet. La *Bonite* toucha rapidement à Cadix, Rio-Janeiro, Montevidéo, Callao de Lima, Payta, Puna près Guayaquil, aux îles Sandwich en passant en vue des Gallapagos, aux Philippines en traversant les Mariannes, à Macao,

Tourane, Singapour, Pulo-Penang, Diamond's harbour près Calcutta, Pondichéry, Bourbon, et arriva à Brest le 6 novembre 1837. Son absence avait duré 21 mois, dont 151 jours seulement avaient été passés dans ces divers mouillages, et le reste du temps, c'est-à-dire 480 jours, constamment à la mer. Elle n'avait perdu aucun des 150 hommes qui composaient son équipage.

Malgré la rapidité du voyage, les récoltes zoologiques furent abondantes, grâce au dévouement d'Eydoux et de Souleyet. Parmi un grand nombre de mammifères s'en trouvaient 5 de genres nouveaux, plusieurs quadrumanes rares, des chauves-souris inconnues, beaucoup de carnassiers parmi lesquels un bassaris astuta vivant, un cynogale de Bennett que n'avait pas le Muséum, un hémigale zébré, un félis sans première fausse molaire supérieure, et parmi les rongeurs un type de rats composé d'une suite d'individus de mâles, de femelles et de jeunes, un porc-épi inconnu, des belettes de diverses espèces, des moufettes, etc. Parmi les oiseaux, qui étaient très nombreux, on comptait le phytotoma rara du Chili, le certhia vestiaria et le psittacia des Sandwich, le chionis alba et une foule d'oiseaux en peau du Chili, du Pérou, des Sandwich, de la Cochinchine, de Manille et de Sumatra, qui permirent de confirmer ou de rectifier quelques points de distribution géographique ou de patrie. Parmi les espèces manquant aux collections du Muséum, se trouvaient un magnifique martin-pêcheur, un superbe eurylaime capuchon, le psittacin ictérocéphale des Sandwich, une belle pie du Pérou, une espèce de merle du genre Brève, plusieurs individus de l'éperonnier, du houppifère sans huppe, et d'argus de l'ordre des gallinacées.

Dans les reptiles, on comptait plusieurs espèces nouvelles de lézards ameira, de scinques, de seps, un grand nombre de serpents d'eau vénimeux ou non vénimeux, qui infestent les attérages des grandes îles et du continent de l'Inde. Dans les amphibiens, se trouvaient quelques espèces des sous-genres cystignathe, rainette. On avait recueilli une grande quantité de poissons de la mer de Chine, qui manquaient au Muséum, et parmi ceux tout à fait inconnus se distinguaient l'oplichthys langsdorffii, le sebastes japonicus, le pelor sinensis, le synancea erosa, le latitus sinensis, le pagrus filamentosus, la cepola japonica, etc. En somme, on comptait 200 espèces de poissons, représentées par 407 individus. Le nombre des insectes, des crustacées, des zoophytes était extraordinaire. Mais c'est particulièrement parmi les mollusques, et surtout pour les espèces microscopiques, que les collections et les dessins étaient véritablement nombreux et intéressants. Eydoux et Souleyet n'avaient pas seulement rapporté les coquilles de ces animaux, mais encore les animaux eux-mêmes, et il fallait admirer, surtout, comme l'observait de Blainville, le nombre immense d'espèces encore inédites appartenant aux divisions génériques introduites dans les familles des ptéropodes, sous les noms de cleödore, de creseïs, de cuvierie, etc.

La botanique donna, grâce à Gaudichaud, 600 espèces très rares. La collection réunissait 3,500 espèces, et si l'on y joint les 6 à 7,000 que ce savant avait rapportées antérieurement, il s'ensuit qu'il avait à lui seul enrichi les galeries du Muséum de 10,000 espèces, sur lesquelles on n'en compte guère moins de 12 à 1400 nouvelles ou incomplètement étudiées. Il y avait encore, dans cette collection, de nombreux tronçons de tiges ligneuses de monocotylédonés et de dycotylédonés. Mais ce qui fixait surtout l'attention, c'est la réunion d'un assez grand nombre de magnifiques formations ligneuses anormales dérangeant la loi de formation ordinaire, laquelle ne cesse point sans doute d'être générale, mais devient sujette à beaucoup d'exceptions. Gaudichaud avait aussi rapporté une grande quantité de graines et d'écorces textiles.

M. le lieutenant de vaisseau Chevalier avait été chargé de la collection minéralogique, dont les matériaux exigèrent un volume, lors de la publication du voyage de la *Bonite*.

La dernière expédition, dont il me reste à parler, est celle connue sous le nom de voyage au pôle sud, et qui fut dirigée par d'Urville sur les corvettes l'*Astrolabe*, qu'il montait lui-même, et la *Zélée*, commandée par Jacquinot. Les médecins naturalistes, répartis sur ces deux navires, étaient Hombron et Honoré Jacquinot, auxquels furent confiées la botanique et la zoologie, Leguillou qui eut à sa charge la minéralogie, et Lebreton devenu l'un de nos plus habiles peintres de marine, qui aida surtout ses confrères de son crayon. M. Dumoutier, médecin de Paris, devait s'occuper de phrénologie.

La mission hydrographique de l'expédition était d'explorer les parties les plus australes de l'Océan Pacifique, de pousser le plus loin possible une reconnaissance à travers les glaces, en s'avançant vers le pôle. Or, c'est dans les régions polaires de l'hémisphère antarctique que se trouvent les plus nombreuses espèces de phoques, de dauphins et de baleines, dont l'étude était le plus demandée.

Parties de Toulon, le 7 septembre 1837, les corvettes, après quelques relâches sans intérêt particulier, pénètrent dans les mers du Sud par le détroit de Magellan, longent le côté occidental de la Terre-de-Feu et de l'île des Etats, continuent à pousser vers le sud, rencontrent les premières glaces flottantes le 15 janvier 1838, atteignent la banquise le 22 et la côtoient pendant plus de quarante jours, sans pouvoir y trouver passage, malgré les manœuvres souvent les plus dangereuses. Elles reviennent sur les îles Powels vers le 64e degré de latitude australe et découvrent une terre inconnue, à laquelle on donne le nom de terre Louis-Philippe. Les naturalistes y recueillent des animaux curieux. Après avoir employé les mois de janvier, février et mars à ces tentatives, au milieu des glaces et d'un climat des plus rigoureux, au sein d'une épidémie de scorbut telle, qu'à bord de la *Zélée* il ne restait que 7 hommes valides pour la manœuvre, l'expédition fut forcée de venir relâcher à Talcahuano du Chili, où elle séjourna un mois et demi, toucha à Valparaiso, communiqua avec l'île Juan Fernandez, dernier point de la faune américaine, et commença ses longues explorations du Pacifique, dans le but de vérifier et de perfectionner ce que l'on savait déjà sur la constitution géologique des îles de l'Océanie, dans ses rapports avec les productions animales et végétales. Dans ce but, les corvettes parcoururent tous les archipels, se portèrent ensuite aux Moluques, revinrent dans la Malaisie, visitèrent la Nouvelle-Hollande, retournèrent aux Moluques, se portèrent sur Batavia et jusqu'à Singapour ; de là, elles se dirigèrent sur la terre de Van-Diémen, en proie à la dyssenterie qui, depuis la visite de Sumatra, faisait des ravages dans les états-majors et les équipages. Après un séjour d'un mois à Hobart-Town, l'expédition fait une nouvelle pointe au Sud, et découvre sous le cercle polaire deux terres nouvelles, que l'on nomme

Adélie et Clarie, la première le 21 janvier 1840, et la deuxième le 30 du même mois. Les corvettes reviennent à Hobart Town, visitent ensuite les îles Auckland, la Nouvelle-Zélande, la Nouvelle-Calédonie, l'île Loyalti; elles explorent en entier le détroit de Torrès de l'est à l'ouest, touchent à Timor, se portent après sur Bourbon, où elles font un très-court séjour, s'arrêtent un moment à Ste-Hélène et arrivent à Toulon, d'où elles étaient sorties 3 ans et 2 mois auparavant.

Dans cette longue et tortueuse navigation, pendant laquelle les 1100 jours qu'elle dura, furent les trois quarts passés sous voiles, quelquefois dans les positions les plus dangereuses, au milieu des glaces et dans des passes semées de récifs, et un quart à peine fut employé en relâches, au sein des épidémies, on pouvait craindre que les recherches scientifiques fussent insuffisantes et que leurs devoirs de médecin eussent absorbé tout leur temps aux naturalistes. Nous allons voir qu'il n'en fut pas ainsi et que comme leurs devanciers, ces hommes d'élite surent faire face à toutes leurs obligations.

Dans toutes les expéditions précédentes, on n'avait jamais négligé l'histoire de l'espèce humaine, à travers les races et les variétés qui peuplent les îles des mers du Sud, depuis les Patagons jusqu'aux Malais et aux Chinois. C'est ainsi qu'à l'exemple de Lesueur et Péron, Quoy et Gaymard, Lesson et

Garnot avaient consacré, dans leurs livres sur la zoologie, écrits après chaque campagne, une large place à l'homme. Mais jamais, sous ce rapport, expédition fut aussi fructueuse que le voyage au pôle sud. Dans la zoologie de Hombron et Honoré Jacquinot, et grâce aux recherches de M. Dumoutier, on trouve, comme dans les mêmes sujets traités par leurs devanciers, les plus remarquables observations sur cette question des races, si fertile en déductions pratiques au point de vue de la pathologie et de la colonisation, question qui occupe à juste titre plusieurs des médecins les plus haut placés de la marine. Eh bien ! il y a dans les chapitres sur l'homme de nos médecins naturalistes, les passages les plus remarquables par la portée des appréciations, par la nouveauté, l'éclat, je dirai même, la sublimité des hypothèses. Je ne désespère pas de rechercher, un jour, ce qu'a fait le médecin de la marine comme ethnologiste, car c'est encore là une des faces par lesquelles il peut être étudié avec profit.

Parmi les mammifères, rapportés par cette dernière expédition, se distinguaient le singe nasique de Buffon, des roussettes de Samoa, le phoque australis, le phoque leptonis, recueillis dans les parages polaires, l'écureuil toupaie de Sumatra, plusieurs crânes de Dugong des rives du détroit de Torrès, un grand nombre de cétacés, parmi lesquels beaucoup de dauphins en peaux et en squelettes, dont 2 espèces nouvelles, des échidnés, des kanguroos, dont une espèce nouvelle aussi, les os du kaola, lequel manquait au Museum. La récolte des oiseaux, bien plus considérable, montait à 700 individus formant 300 espèces, parmi lesquelles beaucoup que l'on n'avait pas ou étaient rares et que je n'énumère point, faute de temps. Les amphibiens, moins nombreux, ne formaient qu'une réunion de 32 individus appartenant à 10 espèces. Mais parmi les 160 reptiles recueillis, se trouvaient plusieurs espèces nouvelles et manquant aux collections du Museum. La classe des poissons avait fourni 400 sujets, appartenant à 180 espèces, dont beaucoup de nouvelles. Cette partie des collections permettait de voir combien, dans les mers australes, abondent les espèces de la division des poissons osseux thoraciques épineux, comparativement aux poissons abdominaux, parmi lesquels se trouvent cependant quelques clupées, et surtout par rapport aux jugulaires, au nombre desquels ne se voit aucune espèce de gades et à peine un ou deux pleuronectes, à l'inverse de ce qui se remarque dans les mers du Nord. Les insectes formaient 1300 espèces, et presque toutes de l'ordre des coléoptères, un grand nombre nouvelles ou manquant en France. Les crustacés, nombreux aussi, donnaient de leur côté des types inconnus. Les mollusques l'étaient plus encore et fournissaient beaucoup de sujets nouveaux. Les rayonnés étaient surtout remarquables au point de vue de la nouveauté de quelques étoiles de mer, d'oursins, etc.

Les récoltes botaniques avaient été fructueuses aussi. Les plantes cellulaires comportaient 269 espèces, dont 38 appartenaient aux algues, 42 aux hépatiques et 40 aux mousses, etc. Elles comptaient 7 genres nouveaux et 70 espèces non encore décrites. Quant aux plantes vasculaires, elles formaient de nombreux herbiers. Il y en avait beaucoup de nouvelles, et la mort ayant surpris Hombron, pendant qu'il s'occupait de la rédaction de cette partie de la botanique, M. Decaisne de l'Institut se chargea de sa publication.

Les recherches minéralogiques donnèrent une abondante récolte. Mais cette partie des collections n'a point été annexée, par suite de circonstances particulières, aux publications des autres branches des sciences qui furent étudiées, pendant ce voyage mémorable.

Rentrés des expéditions, qu'ils avaient suivies, et après avoir consacré quelques jours à peine à leurs familles, nos médecins-naturalistes allaient tous successivement à Paris, pour rédiger et publier les travaux, dont ils s'étaient chargés. Le nombre des volumes qu'on leur doit, est considérable, et leurs riches atlas, dessinés et peints presque en entier par eux, sont de vrais monuments élevés à la science.

Quoy qui avait pour devise un globe, avec cet exergue : *pro scientiâ bis circùm*, se distingua surtout par ses travaux originaux sur les mollusques, et déjà professeur dans nos écoles, il disputa au Muséum une des chaires de zoologie.

Gaudichaud publia, à la suite de son voyage sur la *Bonite*, ses recherches théoriques, parmi lesquelles se distinguent son système sur l'accroissement des végétaux dicotylédonés ligneux et sa théorie du Phyton. Il a donné à cette dernière une importance et une précision inconnues jusqu'à lui, et c'est dans ses ouvrages que l'on comprend bien le mécanisme de la germination et qu'éclatent une foule de vues neuves, dont les botanistes de nos jours ont su profiter pour les développer avec talent.

Lesson a publié un grand nombre d'ouvrages, parmi lesquels brillent ses écrits sur les mammifères, et principalement ses mémoires d'ornithologie. Ils se distinguent tous par l'élégance et la coloration du style, et c'est dans son récit du voyage de la *Coquille* lequel est distinct de ses publications scientifiques sur la même expédition, que se constatent surtout ces heureuses qualités, que nul n'a poussées plus loin.

Les écrits de Gaymard reflètent le tempérament ardent pour les recherches et l'enthousiasme entraînant pour la science de cet homme vraiment extraordinaire. Ses publications sont immenses et en rapport avec ses nombreux voyages. Mais c'est surtout dans les extraits de ses journaux, que cite d'Urville dans la relation historique de l'expédition de 1826-1829 que se remarquent la verve et l'ardeur qui caractérisaient Gaymard.

Souleyet a laissé des travaux d'une haute importance sur la malacologie et plus particulièrement sur les ptéropodes.

Les écrits d'Eydoux se distinguent par la clarté. Ceux d'Hombron et de ses émules sont empreints d'un cachet de haute érudition et de talent facile.

Honorés comme savants, presque tous se firent aimer pour l'aménité de leur caractère, et surtout rechercher pour cette distinction des manières, cette excellente éducation, ce charme de la conversation rehaussée par la plus solide instruction littéraire, toutes qualités qui sont les traits caractéristiques du vrai mérite.

Leurs livres et leurs mémoires, à tous, pourraient former une bibliothèque d'histoire naturelle navale, et les planches si nombreuses, les dessins d'anatomie qui les accompagnent, constituent une galerie, où l'œil suit avec curiosité les richesses zoologiques, botaniques et minéralogiques, que leurs laborieuses recherches et leur infatigable activité ont acquises à la science. Et c'est ainsi qu'ils ont mérité l'admiration qui s'impose et la sympathie que l'on conquiert.

Voilà ce qu'ont fait, Messieurs, en histoire naturelle, les officiers de santé de la marine. C'est à leurs titres comme naturalistes, à leur habileté comme chirurgiens, hygiénistes et médecins qu'ils ont dû la place honorable qu'ils ont prise à côté des officiers des autres corps auxquels écheoit la navigation : à côté de l'officier de vaisseau qu'ils accompagnent partout ; à côté des hommes distingués du génie maritime, venus de cette Ecole sans rivale qui verse dans les divers corps de l'armée et de la marine l'élite de ses cadres ; à côté, enfin, des officiers du commissariat, dont les fonctions si multiples aussi aident au succès de toutes nos expéditions. La pensée, qui a dominé mon sujet, est sans nul doute la revendication des titres du médecin de la marine comme naturaliste. Mais il est, de plus, une conséquence que j'ai voulu en faire découler, c'est la réhabilitation de ces sciences, un peu légèrement appelées accessoires, lesquelles ont pour nous tous l'importance des autres branches de notre enseignement, puisqu'elles sont d'ailleurs l'objet spécial de quelques-unes de nos séances de concours.

Je sais que je n'ai pas tout dit, Messieurs, et qu'à ce titre une teinte d'injustice involontaire ternira l'exposé, que je viens de présenter. Ma justification se trouve dans ces trois motifs : 1° Que mon sujet, déjà trop long, eût perdu en s'élargissant encore le caractère d'un simple discours et ressemblé à un mémoire ; 2° Qu'une discrétion, que chacun comprend, ne m'a point permis de parler d'hommes en ce moment au service, et qui, par suite, n'appartiennent pas encore à l'histoire : 3° Que je devais vous entretenir exclusivement de ce qui appartient en propre aux officiers de santé de la marine, en laissant même de côté ce qu'ils ont fait en commun avec les naturalistes de profession. Il y a plus encore. Les publications sur la zoologie, la botanique, la minéralogie, sont très-coûteuses à cause des riches atlas de planches qui les accompagnent, et il faut, pour les entreprendre, toutes les ressources d'un ministère. C'est ce qui explique comment restent ignorés des travaux intéressants, dont les manuscrits sont dans les mains de plusieurs de nos confrères. L'Etat a pu prendre à sa charge l'impression des travaux, qui ont signalé les grandes expéditions scientifiques, mais il ne pouvait en faire de même pour toutes les recherches dues au zèle isolé de quelques-uns des médecins de la marine. Or, Messieurs, comme il n'est pas une seule de toutes les acquisitions que j'ai énumérées, dont je ne puisse fournir les preuves, j'ai dû négliger celles qui n'étant point consignées, dans des publications connues, eussent ôté à mes assertions le caractère de véracité qui les distingue, à défaut d'autres.

Quoi qu'il en soit, Messieurs, la France s'honore d'avoir ordonné ces expéditions, et elle est fière de ceux de ses enfants qui y prirent part. Il y eut un moment, cependant, où leur importance parut amoindrie, en ce sens qu'on les supposait sans utilité pour la marine de guerre et pour celle du commerce. C'est qu'on ne pressentait pas encore toute l'extension que la navigation à vapeur donnerait aux relations des peuples les plus éloignés, et que le moment approchait, où les cables électriques se tendraient sous toutes les mers pour effacer les distances qui séparent les nations, que d'innombrables paquebots sillonneraient ces parages lointains hérissés de récifs, mais désormais sans danger grâce à ces voyages de découvertes. D'ailleurs, dans notre généreuse patrie, l'injustice est toujours éphémère, et ces doutes ne durèrent qu'un jour.

Non, ces campagnes n'ont pas été stériles. En supposant qu'il n'en fût sorti aucun profit matériel, compte-t-on pour rien tout ce qu'elles ont procuré aux sciences? On honore : le savant astronome, qui par l'observation et le calcul, révèle au monde des astres nouveaux ; le chimiste, qui découvre un corps échappé jusqu'alors à toutes les investigations ; le physicien, qui, par la lumière et l'électricité, ouvre la voie aux plus utiles applications ; le naturaliste, qui agrandit l'histoire de notre globe par la zoologie, la botanique, la minéralogie et la géologie, et qui, en outre, fait tourner ces sciences au profit du bien-être matériel des peuples... L'on a raison d'honorer ces hommes, car leur génie éclaire, élève et agrandit l'humanité.

Mais pensez-vous qu'il ne soit rien dû à cet officier dévoué : astronome errant qu'une vague peut arracher des hauts-bans où il observe ; hydrographe consciencieux, menacé d'être brisé à chaque instant, avec l'esquif qui le porte, sur les rochers dont il relève la position ; navigateur audacieux, dont chaque écueil, qu'il signala, fut marqué d'une de ses angoisses, et sera demain une sauvegarde pour ceux qui le suivront ?

Il ne serait rien dû, non plus, à ces médecins qui se revélèrent sous tant d'aspects utiles : qui disputèrent avec opiniâtreté aux maladies un homme de leurs navires, comme le plus précieux bien, car dans ces campagnes lointaines, le nombre des équipages est réduit à l'effectif réglementaire ; qui assurèrent le bien-être de leurs compagnons par une bonne hygiène ; qui recueillirent tant de matériaux importants, dans l'intérêt de la science ; qui ne craignirent point, pour détacher un fragment de roche, pour cueillir une plante inconnue, de rester suspendus au bord des précipices ; qui se firent chasseurs et pêcheurs pour atteindre les espèces rares ou nouvelles ; qui, à l'exemple du chirurgien Jacquinot, luttant contre un énorme boa, exposèrent plus d'une fois leur vie ?

Oui, honneur, Messieurs, honneur aux savants illustres, aux princes de la science, à ses législateurs, dont les enseignements, avidement recueillis, deviennent si féconds ! Mais honneur aussi aux hommes qui ont tant fait pour la science, dans des conditions si difficiles et si périlleuses ; qui, dans les traversées d'une terre à une autre, recueillaient encore sur le sillage de leurs navires ces animaux microscopiques que l'on ne rencontre qu'en pleine mer, et qui profitaient des heures de nuit, où ils ne pouvaient jeter leurs filets, pour écrire, dans une chambre, où l'air et la lumière arrivent à peine, ces mémoires et ces volumineux ouvrages qui centuplent le prix de leurs collections. — Tandis que nos savants concentrent plus particulièrement leur génie fécondant sur une section isolée de la zoologie, ou bien ne s'occupent que de botanique, ou encore font de la minéralogie seule l'objet des travaux de leur studieuse vie, ce qui, comme spécialistes, les rend les maîtres de ces sciences, nos naturalistes de la marine embrassant tout à la fois, parcoururent en entier ce cercle immense des connaissances humaines, et quoique touchant rapidement à tout, ils ont laissé sur tout l'empreinte de leurs laborieuses recherches.

. . . .

La science, Messieurs, est comme ces grands monuments qui ont demandé pour s'élever, tout en restant incomplets dans quelques-uns de leurs détails, plusieurs siècles d'ingénieuses conceptions et de pénibles labeurs. On remarque sur l'édifice de la science, comme sur ces églises, ces palais, ces aqueducs, etc., qui furent l'œuvre d'une multitude de générations, on remarque ces genres divers d'architecture qui, s'ils altèrent peut-être l'unité de l'ensemble, signalent du moins les grandes époques de leur histoire. Pour construire l'édifice de la science, il y a eu, comme pour les monuments de l'art, non-seulement des architectes, mais encore des ouvriers. Les architectes en ont conçu et dessiné le plan, mais ce sont les ouvriers qui en ont rassemblé les matériaux, qui ont taillé les pierres qui le composent, les ont posées et ont creusé à leur surface ces dessins gracieux qui en rehaussent l'aspect. Les médecins de la marine comptent, Messieurs, parmi ces laborieux ouvriers. Mais, de même que par la force de la volonté et l'ardeur au travail l'ouvrier devient souvent architecte, plusieurs de nos distingués confrères sont devenus maîtres aussi, avec d'autant plus de facilité, du reste, que leur éducation et leur instruction avaient mis en eux les germes de toutes les qualités que cette élévation réclame.

Ces hommes ont-ils trouvé, dans leur studieuse carrière, les satisfactions qui doivent être le prix d'un mérite incontesté et d'un dévouement soutenu ?

Les uns, favorisés par des facultés exceptionnelles, sont devenus professeurs dans nos Ecoles, et ont apporté dans leurs chaires la distinction qui les caractérisait. Quoy est arrivé au grade d'inspecteur général, Lesson et Gaudichaud sont parvenus à la tête de leur hiérarchie. L'Institut s'empressa de se les attacher comme titulaires ou associés.

Les autres, Eydoux, Hombron, Lesson jeune, attirés vers des contrées où ils étaient sûrs de poursuivre fructueusement leurs travaux en histoire naturelle, furent appelés à la tête du service médical de quelques-unes de nos colonies.

Quelques-uns restèrent surtout naturalistes. Tel fut Gaymard, qui, sous le ciel brûlant des tropiques comme au milieu des glaces du pôle nord, ne cessa d'être l'infatigable chercheur que vous connaissez; Gaymard, qui, n'oubliant point son Argos, allait entre deux campagnes étudier le choléra asiatique en Pologne, au moment de son apparition en Europe. Tel fut aussi Souleyet, que ses travaux en malacologie avaient placé parmi les savants, et qui, sans une mort prématurée, fût devenu l'un des plus distingués professeurs de nos Ecoles.

Le plus petit nombre de ces médecins a quitté la marine, emportant dans leur retraite l'estime de leurs confrères, sans pouvoir attendre, à cause des fatigues qui les éloignaient du service, un avancement mérité.

Venus à une époque de transition, entre un passé qui, ignorant les titres accumulés depuis, ne pouvait encore donner au corps médical de la marine tout ce qu'il a su conquérir, et un avenir dont les réformes ont déjà commencé, quelques-uns n'eurent peut-être pas tout ce qui leur était dû. Nos devanciers dans la carrière, ils atteignirent l'âge du repos ou furent frappés par la mort, avant que le ciment du temps, qui consolide, et les enseignements de l'expérience eussent préparé pour les rendre durables, parce qu'elles sont méritées, les institutions que nos chefs demandent en notre faveur.

Mais, de quelque façon que leurs travaux aient profité à notre éducation, quelque spéciale qu'en soit la nature, et, au milieu de tant d'objets d'études attachés à notre profession, quelque limitée qu'en soit la portée, qu'ils aient instruit par leurs livres, ou par leurs leçons orales et leurs livres à la fois, ces hommes se placent, Messieurs, à côté de tous nos maîtres.

Qu'ils trouvent, par suite, en nous la compensation de ce qui a pu leur manquer, et rendons-leur en respect et en affection ce que les uns et les autres font rejaillir sur nous d'estime, de considération et d'honneur.

Sachons avoir, pour nos maîtres, cette respectueuse déférence et cet affectueux dévouement que leur prodiguait l'antiquité.

Plus est pater qui educat, quàm qui genuit, disait le philosophe romain.

Faut-il les appeler des dieux, s'écriait Marc-Aurèle, car ils sont plus que des hommes. Et il ne croyait pouvoir mieux reconnaître les services que les maîtres rendent à ceux qui les écoutent, qu'en leur accordant les honneurs divins dans son palais, qu'en les classant parmi les dieux Lares.

Il y a, Messieurs, une filiation forcée, un lien puissant de solidarité, entre tous les travaux utiles, entre toutes les intelligences élevées. Quoy, Lesson, Gaudichaud, Gaymard, Hombron, Garnot, Souleyet, Eydoux et tant d'autres que je ne nomme pas, ont contribué aux progrès des sciences naturelles et ont honoré le corps médical de la marine, au même degré que d'autres l'honorent comme médecins, hygiénistes, chirurgiens.

Vous tous qui m'écoutez, jeunes confrères, vous ne devez pas seulement profiter des acquisitions, dont ils nous ont dotés.... vous devez encore en réaliser de nouvelles et savoir toutes les féconder, comme un fils féconde le champ que lui légua son père.

De votre côté, chers élèves, n'oubliez pas que vous êtes appelés à continuer un jour tant d'honorables traditions, et que c'est parmi vous que le concours recrutera les hommes d'élite, destinés à monter plus tard à la tête de notre hiérarchie. C'est donc surtout à votre intention que j'ai choisi le sujet, qui vient de remplir cette séance, certain que j'étais d'y trouver de nombreux exemples de travail et de dévouement à vous donner comme modèles. Ayez toujours présente à l'esprit cette devise, qui doit être la vôtre : que comme noblesse science oblige, et alors espoir de la médecine navale aujourd'hui, vous en serez l'orgueil demain.

Reconnaissons donc tous ensemble, en finissant, Messieurs, que les savants, qui viennent de nous occuper, ne furent pas seulement d'éclatantes individualités, mais qu'ils sont encore pour nous de véritables ancêtres, et qu'à ce titre, nous devons faire tous nos efforts, pour nous montrer leurs dignes héritiers.

7361 — Toulon, imp. d'E. AUREL, rue de l'Arsenal, 13.

www.ingramcontent.com/pod-product-compliance
Ingram Content Group UK Ltd.
Pitfield, Milton Keynes, MK11 3LW, UK
UKHW020418230726
13925UKWH00004B/1516